BEI GRIN MACHT SICH IHR WISSEN BEZAHLT

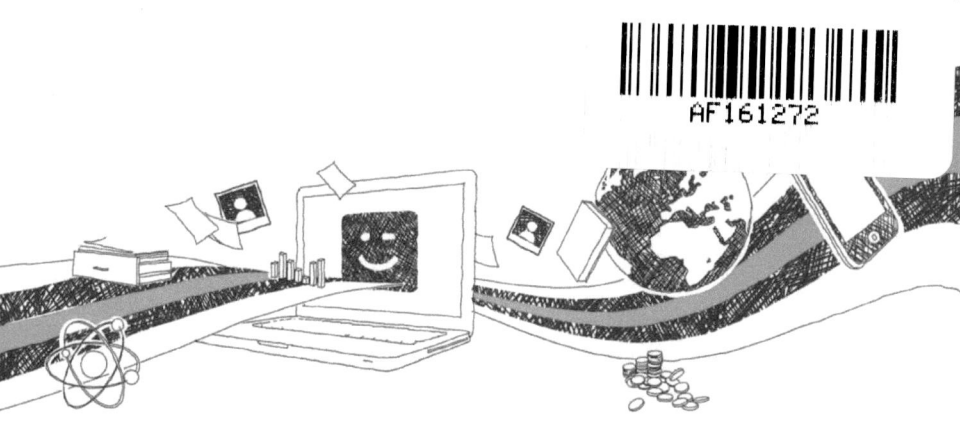

- Wir veröffentlichen Ihre Hausarbeit, Bachelor- und Masterarbeit

- Ihr eigenes eBook und Buch - weltweit in allen wichtigen Shops

- Verdienen Sie an jedem Verkauf

Jetzt bei www.GRIN.com hochladen und kostenlos publizieren

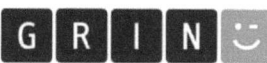

Maja Tintor

Gesundheit am Arbeitsplatz

Belastungsbewältigung, Wohlbefinden und Gesundheitserhaltung im Betrieb

GRIN Verlag

Bibliografische Information der Deutschen Nationalbibliothek:

Die Deutsche Bibliothek verzeichnet diese Publikation in der Deutschen Nationalbibliografie; detaillierte bibliografische Daten sind im Internet über http://dnb.d-nb.de/ abrufbar.

Dieses Werk sowie alle darin enthaltenen einzelnen Beiträge und Abbildungen sind urheberrechtlich geschützt. Jede Verwertung, die nicht ausdrücklich vom Urheberrechtsschutz zugelassen ist, bedarf der vorherigen Zustimmung des Verlages. Das gilt insbesondere für Vervielfältigungen, Bearbeitungen, Übersetzungen, Mikroverfilmungen, Auswertungen durch Datenbanken und für die Einspeicherung und Verarbeitung in elektronische Systeme. Alle Rechte, auch die des auszugsweisen Nachdrucks, der fotomechanischen Wiedergabe (einschließlich Mikrokopie) sowie der Auswertung durch Datenbanken oder ähnliche Einrichtungen, vorbehalten.

Impressum:

Copyright © 2007 GRIN Verlag GmbH
Druck und Bindung: Books on Demand GmbH, Norderstedt Germany
ISBN: 978-3-640-22313-8

Dieses Buch bei GRIN:

http://www.grin.com/de/e-book/118747/gesundheit-am-arbeitsplatz

GRIN - Your knowledge has value

Der GRIN Verlag publiziert seit 1998 wissenschaftliche Arbeiten von Studenten, Hochschullehrern und anderen Akademikern als eBook und gedrucktes Buch. Die Verlagswebsite www.grin.com ist die ideale Plattform zur Veröffentlichung von Hausarbeiten, Abschlussarbeiten, wissenschaftlichen Aufsätzen, Dissertationen und Fachbüchern.

Besuchen Sie uns im Internet:

http://www.grin.com/

http://www.facebook.com/grincom

http://www.twitter.com/grin_com

"Gesundheit am Arbeitsplatz" BKK Innovationspreis Gesundheit 2007

Gesundheit am Arbeitsplatz

- Belastungsbewältigung, Wohlbefinden und Gesundheitserhaltung im Betrieb -

Zusammenfassung der Examensarbeit vorgelegt von Maja Tintor Ende 2006

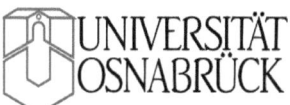

Fachbereich Humanwissenschaften
Gesundheitswissenschaften

Inhaltsverzeichnis

1. Einleitung 2

   1.1 Anlass und Relevanz der Studie 2

   1.2 Zielsetzung 3

2. Theoretische Grundlagen 4

   2.1 Rahmenbedingungen 4

      2.1.1 Betriebliche Gesundheitsförderung 4

      2.1.2 Demographischer Wandel 6

      2.1.3 Schichtarbeit 7

   2.2 Aspekte zur Gesundheit 8

      2.2.1 Motivation 8

      2.2.2 Wohlbefinden und psychische Belastung 9

3. Salutogenese als Basiskonzept der Examensarbeit 10

   3.1 Gesundheit – Krankheit 10

   3.2 Stressoren und Ressourcen 11

4. Methodik 13

   4.1 Design 13

   4.2 Stichprobe und Rücklaufquote der Fragebögen 15

5. Ergebnisse 18

6. Fazit und Ausblick 21

7. Literaturangaben 24

Tabellen- und Abbildungsverzeichnis

Tabelle 1: Mitarbeitermotivation in deutschen Unternehmen nach einer Gallup-Studie 9

Tabelle 2: Personenkollektiv 16

Tabelle 3: Qualifikation der Mitarbeiter 16

Tabelle 4: Qualifikation der nächsten Vorgesetzten der Beschäftigten 17

1. Einleitung

1.1 Anlass und Relevanz der Studie

Arthur Schopenhauer (Philosoph) sagte einst: „Gesundheit ist nicht alles. Aber ohne Gesundheit ist alles nichts" (Schopenhauer zitiert nach baua 2004a, S. 31).

Tatsächlich herrscht seit einigen Jahren in Deutschland ein ausgeprägtes Gesundheitsbewusstsein. So geben Bundesbürger etwa 240 Milliarden Euro pro Jahr für ihre Gesundheit aus (vgl. Gesundheitsberichterstattung des Bundes 2006, S. 187).

Doch wie sieht es mit der Gesundheit am Arbeitsplatz aus?

Die bisherige Forschungslage unterstreicht die Relevanz dieser Examensarbeit, denn folgende Erkenntnisse aus unterschiedlichen Fachrichtungen haben besonders in der letzten Zeit ein gesteigertes Interesse am Thema „Gesundheit am Arbeitsplatz" bewirkt:

1. Es ist seit längerem bekannt, dass hohe Kosten durch frühzeitiges Ausscheiden der Beschäftigten aus dem Erwerbsleben zustande kommen. In Hinblick auf Renten und Steuern liegt es demnach nahe, Arbeitnehmern möglichst lange die Berufsausübung zu ermöglichen.

2. Ebenso gravierend ist die Tatsache, dass zukünftige Umstrukturierungen notwendig sein werden in Bezug auf den demographischen Wandel in Deutschland bzw. insgesamt in Europa. Heute werden politische Maßnahmen zur Erhöhung des Renteneintrittsalters vorangetrieben, weil in Zukunft auf dem Arbeitsmarkt einerseits viele ältere, andererseits aber auch deutlich weniger junge Arbeitnehmer vorhanden sein werden (vgl. Statistisches Bundesamt 2006a, S. 6). Die Altersstruktur wird sich allgemein in unserer Gesellschaft nach oben hin verschieben (vgl. Kuhn 2003, S. 73).

3. In diesem Zusammenhang ist ebenfalls unser Gesundheitssystem zu erwähnen, das die hohen Gesundheitskosten tragen muss, welche überwiegend durch chronische Erkrankungen anfallen. Um solchen Erkrankungen vorzubeugen, ist es notwendig, frühzeitig zu intervenieren, d.h. die Gesundheit zu fördern. Hier spielen die eigenen Ressourcen der Mitarbeiter eine wichtige Rolle.

4. Interessant ist, dass psychische Probleme zugenommen haben und laut Robert-Koch-Institut das Vorliegen einer psychischen Erkrankung der häufigste Grund für eine Frühberentung ist (vgl. Gesundheitsberichterstattung des Bundes 2006, S. 14). Laut Badura/Strodtholz entziehen sich

"psychische Störungen weitgehend einer rein naturwissenschaftlichen Deutung. Schließlich häufen sich [sozialepidemiologische] Befunde, die auf die Existenz unspezifisch wirkender Sozialfaktoren hinweisen, deren Einfluss die allgemeine Anfälligkeit des Menschen für somatische und psychische Krankheiten erhöhen, Schutzfaktoren gegenüber diesen Krankheiten bilden oder sich positiv für die Gesundheit auswirken" (Badura/Strodtholz 2003, S. 153).

Viele Studien haben sich bereits mit möglichen Belastungen am Arbeitsplatz beschäftigt, wobei harte/physikalische (Ergonomie, Lärm, Licht etc.) und weiche/nicht direkt sichtbare (Stress, Über-/ Unterforderung, Mobbing etc.) Ursachen aufgedeckt wurden. Dadurch ergeben sich physische (Unfälle, Rückenschmerzen, Herzbeschwerden etc.) und psychische (Burnout, Motivationslosigkeit, Unwohlsein etc.) Folgebeschwerden (vgl. baua 2004b, S. 12).

Nach Hurrelmann/Laaser ist „der eigentliche Ausgangspunkt für Ausbruch und Entwicklung einer Krankheit [...] die Überbeanspruchung sozialer, psychischer und somatischer Anpassungsfähigkeit" (Hurrelmann/Laaser 2003, S. 39).

Da sich betriebsärztliche Behandlungen meistens auf körperliche Beschwerden beschränken und weniger die psychischen und sozialen Belastungen im Blick haben (vgl. Gesundheitsberichterstattung des Bundes 2006, S. 30), sollte in diesem Projekt der Focus speziell auf diese Bereiche gelegt werden.

Darüber hinaus dient das Salutogenese-Modell (Antonovsky, 1979) als theoretische Basis, welches die Frage „Was erhält den Menschen gesund?" in den Mittelpunkt des Erkenntnisinteresses stellt.

Es geht dementsprechend darum, vorhandene psychische, mentale und soziale Abwehrmöglichkeiten (Ressourcen) zu eruieren, um später Erkrankungen besser vermeiden zu können, Belastungen unbeschadet zu bewältigen und das eigene Wohlbefinden zu erhalten (vgl. Antonovsky 1997, S. 25).

1.2 Zielsetzung

Ziel des hier vorgestellten Examensarbeitsprojektes ist, Ressourcen zur Arbeitsbewältigung in einem Betrieb zu erkennen, zu analysieren und schließlich Förderungsmöglichkeiten zu bestimmen.

Da Antonovsky für eine ganzheitliche Sichtweise von Gesundheit/Krankheit plädierte, sind erkannte Risikofaktoren ebenfalls in die Analyse mit eingeflossen.

Der Schwerpunkt dieser empirischen Forschungsarbeit liegt nicht auf der physischen Folge der Belastung, da hierzu bereits ein breites Angebot für die Arbeitnehmer besteht, sondern auf den psychischen, mentalen und sozialen Protektivfaktoren. Die Fragestellung lautet daher:

Welche arbeitsplatzbedingten Ressourcen haben besondere Bedeutung für die psychosoziale und mentale Belastungsbewältigung, das Wohlbefinden und die Gesundheitserhaltung?

Die Erforschung von vorhandenen Ressourcen am Arbeitsplatz ermöglicht es dem Betrieb, diese zu stärken und damit auf Belastungen frühzeitig zu reagieren, denn so kann der krankheitsbedingte Personalausfall reduziert, die Motivation gestärkt und das Gesundheitsbewusstsein zusätzlich gefördert werden. Ziel ist, die Arbeitnehmer langfristig zu befähigen, leistungsstark und im Betrieb sozial verankert, dem zunehmenden Belastungs- und Zeitdruck entgegenzuwirken.

2. Theoretische Grundlagen
2.1 Rahmenbedingungen
2.1.1 Betriebliche Gesundheitsförderung

„Gesundheitsförderung zielt auf einen Prozess, allen Menschen ein höheres Maß an Selbstbestimmung über ihre Gesundheit zu ermöglichen und sie damit zur Stärkung ihrer Gesundheit zu befähigen. [...] Gesundheit steht für ein positives Konzept, das in gleicher Weise die Bedeutung sozialer und individueller Ressourcen für die Gesundheit ebenso betont wie die körperlichen Fähigkeiten [...]. Gesundheitsförderndes Handeln bemüht sich darum, [...] größtmögliches Gesundheitspotenzial zu verwirklichen. Dies umfasst sowohl Geborgenheit und Verwurzelung in einer unterstützenden sozialen Umwelt, den Zugang zu allen wesentlichen Informationen und die Entfaltung von praktischen Fertigkeiten als auch die Möglichkeit selber Entscheidungen in Bezug auf die persönliche Gesundheit treffen zu können.
Menschen können ihr Gesundheitspotenzial nur dann weitestgehend entfalten, wenn sie auf die Faktoren, die ihre Gesundheit betreffen, auch Einfluss nehmen können." (Ottawa-Charta der WHO 1986 zitiert nach Lorenz 2004, S. 178).

Dabei ist der Arbeitsplatz ein optimales Setting, um den Lebensstil und das alltägliche Verhalten der Menschen positiv zu beeinflussen. Hier können nicht nur viele Personen direkt am zentralen Ort angesprochen werden, sondern auch durch entsprechende Aufklärung zu Veränderungen in ihrem eigenen, ebenso wie im gesundheitlichen Verhalten ihrer Familien – und damit der Gesellschaft – gebracht werden (vgl. Myers 2005, S. 710).

Die WHO betont weiterhin, dass „die Art und Weise, wie eine Gesellschaft die Arbeit und die Arbeitsbedingungen organisiert, [...] eine Quelle der Gesundheit und nicht der Krankheit sein sollte" (Ottawa-Charta der WHO 1986 zitiert nach baua 2004a, S.

6). So sehr Arbeit Krankheiten erzeugen kann, so sehr kann sie auch dem Menschen ein erfülltes und zufriedenes Leben bieten (vgl. ebd., S. 7).

Letzten Endes können nur gesunde, leistungsfähige und engagierte Arbeitnehmer auf Dauer die Wettbewerbsfähigkeit eines Unternehmens sichern (BZgA 2001, S. 20).

So genannte „weiche Faktoren" wie die Interaktion zwischen Mitarbeitern und den Vorgesetzten als soziale Bedingung im Betrieb, die Identifikation mit der Arbeit und dem Arbeitgeber und schließlich das Wohlbefinden am Arbeitsplatz, wirken sich auf die Gesundheit aus und zählen damit zu den Aufgaben der betrieblichen Gesundheitsförderung (vgl. baua 2004b, S. 44).

Es gilt grundsätzlich, Ressourcen zu stärken, um die Arbeit auch im höheren Alter bewältigen zu können (vgl. inqa 2005, S. 17f). Da meistens gesundheitliche Beschwerden das vorzeitige Ausscheiden aus dem Arbeitsleben verursachen, ist es umso wichtiger, Gesundheitsförderung im Betrieb fest zu integrieren.

Die steigenden Gesundheitskosten sind interessanterweise nicht überwiegend durch akute Krankheiten verursacht, sondern durch chronische. Häufig zeigt sich erst nach Jahren eine Beeinträchtigung (z.B. muskulo-skelettale Erkrankungen), die dann allerdings zur Frühverrentung führt. Zu ihrer Vermeidung oder Verringerung werden mittlerweile eine Reihe von Präventions- und Gesundheitsförderungsmaßnahmen angeboten (vgl. Gesundheitsberichterstattung des Bundes 2006, S. 60). Viel entscheidender ist jedoch, dass in jeder Lebensphase gesund gelebt wird (vgl. Küsgens et al. 2003, S. 310f). Auch deswegen ist ein Gleichgewicht zwischen privaten und beruflichen Handlungen bedeutsam, was als Work-Life-Balance bezeichnet wird. Gesundheitsprobleme, die in Verbindung mit der persönlichen Lebensweise der Beschäftigten stehen, stellen am Arbeitsplatz eine wachsende Schwierigkeit dar. Sie beeinträchtigen die Wachstumsmöglichkeiten der Volkswirtschaft enorm (vgl. baua 2004c, 5.0).

Betriebliche Gesundheitsförderung bedeutet zunächst jedoch, dass Finanzierungsmittel für die Arbeitsplatzanalyse ebenso wie für die Evaluation notwendig sind. Das für das Projekt zuständige Personal, Material und Folgeprojekte für Veränderungen erhöhen ebenfalls die Kosten (vgl. baua 2004b, S. 7). Auf den ersten Blick ist es Arbeitszeit, die unproduktiv erscheint. Zudem muss Gesundheitsförderung dauerhaft in den Betrieb eingebunden werden - als ganzheitliches Konzept, das langfristig tatsächlich Anwendung findet (vgl. Badura 2003, S. 36). Dieses Konzept kann nicht funktionieren, wenn es allein von der Betriebsleitung ohne Unterstützung aller Mitarbeiter getragen wird (vgl. baua 2004b, S. 13).

Bislang schreckten Unternehmen häufig davor zurück, Geld und Zeit in das Wohlbefinden ihrer Mitarbeiter zu investieren, ohne tatsächlich zu wissen, wie wirksam das Endergebnis der betrieblichen Gesundheitsförderung ist (vgl. Badura 2003, S. 39). Gesundheitsförderung bezeichnet allerdings Gesundheit nicht als Endpunkt ihres Bestrebens, sondern als Weg, um Menschen die Gestaltung ihres eigenen positiven Lebens zu ermöglichen. Dabei sollen nicht allein Risikofaktoren betrachtet werden, sondern vorhandene Ressourcen ebenso wie die Eigenverantwortung, Bewusstseinsänderung und Selbsthilfe von Einzelnen oder Gruppen gestärkt werden (vgl. BZgA 2001, S. 19).

2.1.2 Demographischer Wandel

Laut dem Bundesministerium für Gesundheit haben deutsche Bundesbürger eine Lebensprognose von etwa 76 Jahren (m) bzw. 81 Jahren (w) (vgl. BMG 2005, Tab. 1.6, o. S.). Dadurch, dass das Lebensalter ansteigt, und gleichzeitig die Geburtenzahlen sinken (vgl. ebd., Tab. 1.7, o. S.), wird sich in Zukunft Deutschlands Alterspyramide merklich verändern (vgl. baua 2004a, S. 3f; vgl. Maintz 2003, S. 43).

Schwierig ist diese demographische Änderung nicht nur in Hinblick auf die Alterssicherung, die Renten- und Gesundheitssysteme wie auch Betreuungsmöglichkeiten, sondern ebenso weil durch das wachsende Bevölkerungsalter das Alter der betrieblichen Mitarbeiter ansteigt (vgl. Marstedt/Müller 2003, S. 15). Besonders problematisch ist dies für produzierende Betriebe (vgl. Maintz 2000, S. 35).

Trotz hoher Arbeitslosigkeit fehlen bereits qualifizierte Arbeitskräfte in vielen Wirtschaftszweigen (vgl. Kuhn 2003, S. 74). Einerseits wird es zusehends schwieriger, die entsprechende Anzahl an jungen Mitarbeitern zu finden, andererseits werden die älteren Beschäftigten länger im Betrieb verbleiben, da das bisherige Prinzip der Frühverrentung aus politischer Sicht nicht mehr tragbar sein wird (vgl. Buck 2003, S. 7). Deswegen ist es zum jetzigen Zeitpunkt dringend erforderlich, das Image von Älteren zu verbessern und über altersgerechte Arbeitsplätze und –abläufe nachzudenken. Die Veränderung der Einstellung gegenüber älteren Mitarbeitern zu bewirken, muss betriebliches Ziel sein, denn das Bewusstsein für Alter ist gesellschaftlich stark negativ geprägt (vgl. Badura 2003, S. 30).

Gefördert wurde diese negative Denkweise durch das Defizitmodell, bei dem Stärken älterer Menschen übersehen werden, die sich im Alter zunehmend entwickeln. Finnische Studien (zwischen 1999 und 2003), belegen beispielsweise die Zunahme an Erfahrungswissen, d.h. an Fähigkeiten, konkrete Probleme der Praxis erfolgreich zu lösen. Logisches Denken und der Wortschatz nehmen ebenfalls zu (vgl. inqa 2005, S. 33f). In der Regel sind psychosozialen Eigenschaften wie beispielsweise die Loyalität gegenüber dem Unternehmen, Disziplin und Zuverlässigkeit deutlich ausgeprägter als bei jüngeren Personen (vgl. Maintz 2003, S. 52).

Beschäftigte gehen zwar häufig krankheitsbedingt in Rente, doch ein nicht geringer Anteil ist durch die erhöhten Belastungen und Anforderungen überfordert (vgl. Maintz 2000, S. 34). Hinzu kommt, dass negative Erfahrungen bezüglich der Zufriedenheit und Identifikation mit der Arbeit gemacht wurden (vgl. inqa 2005, S. 65).

Es müssen daher Rahmenbedingungen geschaffen werden, die ein Arbeiten im Alter grundsätzlich ermöglichen (vgl. ebd., S. 14).

2.1.3 Schichtarbeit

In den 90er Jahren gab es in vielen deutschen Betrieben vermehrte Neueinstellungen bei gleichzeitiger Frühverrentung der älteren Beschäftigten. Damit konnte die Überalterung der Belegschaft umgangen werden. Doch das Problem wurde lediglich in die Zukunft verlegt (vgl. Maintz 2000, S. 35).

Heute sind viele Arbeitnehmer in Deutschland im Schnitt 40-45 Jahre alt (vgl. Buck 2003, S. 7). Dies bedeutet, dass in etwa 10 Jahren zu wenige junge Beschäftigte arbeiten werden. Dieser Trend ist auch im Betrieb dieser Forschungsarbeit ersichtlich. Auf die Belegschaft wartet jedoch noch eine zusätzliche Herausforderung: die Bewältigung der Schichtarbeit auch im höheren Alter.

Schichtarbeit ist insofern sinnvoll, als dass die Produktion gewährleistet ist, und die Maschinen optimal genutzt werden. Damit wird die Arbeitszeit ausgedehnt: die Reaktionen (Angebot/Nachfrage) auf den Markt können schneller ablaufen. Schichtarbeit ist zweckmäßig, weist jedoch – wie mittlerweile viele Studien beispielsweise mit Krankenhauspersonal oder mit Arbeitern in Produktionsbetrieben belegen - gesundheitliche Problematiken auf. Die Beschäftigten arbeiten auch während der Nacht und am Wochenende. Damit leben diese Menschen entgegen ihres Biorhythmus' und können an gesellschaftlichen Leben kaum mitwirken. Dies führt häufig zu sozialer

Isolation: der Freundeskreis ist klein oder nur auf die Familie beschränkt (vgl. Nachreiner et al. 1995, S. 410).

Es kann zu massiven Störungen im Familienleben (z. B. Scheidungen) kommen, denn die Partner und Kinder müssen ständig auf Ruhephasen Rücksicht nehmen und ihre eigenen Aktivitäten teilweise nach dem Schichtplan ausrichten (vgl. baua 2005c, S. 12f). Hobbys bzw. gesellschaftliche Aktivitäten müssen aufgegeben werden, weil sie sich nicht mit den wechselnden Arbeitszeiten vereinbaren lassen. Der Freizeitausgleich wird stark eingeschränkt.

Zur gesundheitlichen Lage insgesamt lässt sich sagen, dass Schichtarbeiter wesentlich häufiger von Erkrankungen betroffen sind als andere Beschäftigte. Sie leiden vermehrt unter psychischen Befindlichkeitsstörungen wie Nervosität, Unruhe und Reizbarkeit. Bedingt durch Nachtschichten treten gehäuft psychosomatische Beschwerden wie Magen-Darm-Erkrankungen, Schlafstörungen und chronische Müdigkeit auf (vgl. Nachreiner et al. 1995, S. 409f).

Die Betroffenen reagieren auf diese Beschwerden teilweise mit falschen Problemlösestrategien: Rauchen, Alkohol- und Kaffeekonsum oder Medikamentenmissbrauch (vgl. Baillod 1993, S. 205ff).

2.2 Aspekte zur Gesundheit

2.2.1 Motivation

Konfuzius sagte: „Wähle einen Beruf, den du liebst und du wirst nie in deinem Leben auch nur einen Tag arbeiten müssen."

Diese Weisheit lässt sich leider nicht vollständig auf unseren heutigen Arbeitsmarkt mitsamt den Konjunkturschwankungen, Arbeitsplatzunsicherheiten, Rationalisierungsmaßnahmen und geringen Ausbildungsplätzen übertragen (vgl. Buck 2003, S. 12). Dennoch kann Zufriedenheit durch die eigene berufliche Tätigkeit und damit die Motivation, die Arbeit möglichst erfolgreich zu erledigen, entstehen. Im Rahmen einer Studie der Gallup Organisation, Princeton über die Arbeitszufriedenheit und Motivation deutscher Arbeitnehmer (2004) wurden insgesamt 2 Millionen Beschäftigte zu ihrer Motivation befragt. Demzufolge sind 87 % der Deutschen am Arbeitsplatz nach eigener Aussage nicht engagiert (vgl. baua 2004a, S. 36) (Abb. 1):

13 % engagiert	69 % unengagiert	18 % aktiv unengagiert [1]

Tabelle 1: Mitarbeitermotivation in deutschen Unternehmen nach einer Gallup-Studie (Quelle: baua 2004a, S. 37)

Die ernüchternden Ergebnisse sind mit Unproduktivität und hohen Krankenquoten verbunden (vgl. ebd., S. 19). Umso interessanter, dass viele Betriebe die Beschäftigten als wichtiges Kapital, um wettbewerbsfähig zu bleiben, deutlich unterschätzt haben (vgl. Kleinbeck 2003, S. 318). Engagierte Mitarbeiter sind in der Lage, die Leistung weiter zu steigern. Sofern sie sich mit den Zielen des Unternehmens identifizieren, sehen sie nämlich den geschäftlichen Erfolg als Selbstbestätigung an (vgl. ebd., S. 323).

Zu den vielfältigen Gründen für mangelnde Arbeitsmotivation - so haben psychologische Studien gezeigt - zählen häufig Über- oder Unterforderung der Beschäftigten, fehlerhafte Kommunikation und suboptimaler Führungsstil. Dabei wissen Mitarbeiter beispielsweise nicht, was von ihnen verlangt wird – die Ziele sind nicht eindeutig. Zudem haben sie das Gefühl, menschlich nicht vom Vorgesetzten geschätzt zu werden, wodurch ihre Meinung irrelevant erscheint (vgl. baua 2005a, S. 19). Motivation wird daneben dadurch verringert, dass zum Beispiel geringe Entwicklungsmöglichkeiten der Mitarbeiter vorhanden sind, dass es starre Hierarchiegefälle gibt und dabei oft unangemessene Kritik bzw. zu wenig Lob vom Vorgesetzten geäußert wird (vgl. Udris 1995, S. 421; vgl. Koch/Kühn 2000, S. 82).

2.2.2 Wohlbefinden und psychische Belastung

Die WHO definiert Gesundheit als den „Zustand vollkommenen körperlichen, seelischen und sozialen Wohlbefindens" (WHO zitiert nach baua 2004a, S. 31).

Bislang wurde insbesondere der soziale Aspekt der Gesundheit häufig ausgeblendet, doch beispielsweise die Einbindung in ein soziales Netzwerk (im Betrieb) kann eine wichtige Ressource sein, um Belastungen erfolgreich zu bewältigen (vgl. baua 2005b, S. 12).

Das Wohlbefinden wiederum kann definiert werden als „die optimale Gesundheit, verbunden mit der Fähigkeit, vollständig und aktiv in körperlichen, intellektuellen,

---

[1] Anm.: gemeint ist, dass diese Arbeitnehmer offen ihr mangelndes Engagement am Arbeitsplatz zeigen.

emotionalen, geistigen, sozialen und sich in der Umwelt befindlichen Gesundheitsbereichen zu funktionieren" (Zimbardo 2004, S. 582).

Im Rahmen des finnischen Nationalprogramms „Fin Age" kamen verschiedene Forschungsprojekte zum Ergebnis, dass insbesondere psychische und psychosoziale Faktoren bei der Arbeit als auch die berufliche Qualifikation verantwortlich sind für das Wohlbefinden am Arbeitsplatz (vgl. inqa 2005, S. 31). Auch die Europäische Kommission geht davon aus, dass beim Wohlbefinden besonders psychosoziale Risikofaktoren und Ressourcen entscheidend für die Arbeitseinstellung sind. Auf diese soll am Arbeitsplatz daher verstärkt geachtet werden (vgl. baua 2004b, S. 1).

In den letzten Jahren ist ein leichter Rückgang von physischen Beschwerden zu vermerken, allerdings beeinträchtigen psychische und sozial bedingte Belastungen in steigendem Maße die Gesundheit der Arbeitnehmer – überwiegend verursacht durch Stress (vgl. baua 2005b, S. 7f; vgl. baua 2004b, S. 10). Nach Hurrelmann/Laaser gehören „Belastungen und Konflikte in Arbeitsbereichen und zunehmend auch den vorhergehenden Bildungs- und Ausbildungsbereichen [...] zu den wesentlichen Quellen für gesundheitliche Beeinträchtigungen" (Hurrelmann/Laaser 2003, S. 17). Psychische Belastungen fördern zudem chronische Erkrankungen (vgl. Badura 2003, S. 38). Mittlerweile sind sie neben den muskulo-skelettalen und Herzbeschwerden häufigste Ursache für die vorzeitige Berentung aufgrund von Erwerbsunfähigkeit (vgl. Gesundheitsberichterstattung des Bundes 2006, S. 59).

3. Salutogenese als Basiskonzept der Examensarbeit
3.1 Gesundheit – Krankheit

Nach der Präambel der WHO-Charta (1946) ist „health a state of complete physical, mental and social well-being and not merely the absence of disease or infirmity" (vgl. WHO zitiert nach Lorenz 2004, S. 23).

Nach dem pathogenetischen Paradigma ist Krankheit „die Störung der Lebensvorgänge in Organen oder im gesamten Organismus mit der Folge von subjektiv empfundenen bzw. objektiv feststellbaren körperlichen, geistigen bzw. seelischen Veränderungen" (Pschyrembel 2002, S. 904). In der Regel geht es um Fehlersuche (vgl. Schiffer 2004, S. 42), denn Pathogenese beschäftigt sich mit Krankheitsentstehung (vgl. Myers 2005, S. 693). Prävention hat dabei zum Ziel, Risikofaktoren aufzudecken und zu verhindern (vgl. Schiffer 2004, S. 17).

Der salutogenetische Ansatz geht von einer ganzheitlichen Gesundheit aus und versucht, möglichst umfassend sämtliche Faktoren, die zur Gesundung bzw. Erkrankung führen, zu entdecken und mit einzubeziehen (vgl. Lorenz 2004, S. 9). Dazu gehören beispielsweise: Risikofaktoren, Stress, Ressourcen, soziale Umgebung, psychische Bewältigung, Motivation usw.

Die Salutogenese beschäftigt sich mit der Frage, weshalb Menschen trotz vorhandener Gesundheitsrisiken gesund bleiben. Das Salutogenese-Modell sieht Gesundheit und Krankheit als zwei extreme, entgegen gesetzte Pole innerhalb eines Kontinuums an (vgl. Gesundheitsberichterstattung des Bundes 2006, S. 126). Anders als in der Medizin üblich, spricht Antonovsky von „relativer Krankheit" und „relativer Gesundheit" (vgl. Haisch 2003, S. 534). Dieses Kontinuitätsmodell von Gesundheit und Krankheit besagt zugleich, dass eine Verbesserung der Gesundheit durch eine Steigerung der psychischen und physischen Belastungsfähigkeit und der Stärkung von Ressourcen möglich ist (vgl. Lorenz 2004, S. 10). Es sieht eine aktive Anpassung des Menschen vor, indem dieser Ressourcen mobilisiert bzw. Risiken reduziert. Je größer diese Fähigkeit ist, desto gesünder ist ein Mensch (vgl. Noack 1997, S. 95). Das Salutogenese-Modell betont die subjektive Einschätzung der eigenen Situation. Ziel ist also, gesundheitsbewusstes Leben zu aktivieren.

Damit sind folgende Ziele aus salutogener Sicht zu nennen: Bewältigungsfähigkeit (= coping), Erhöhung der Lebensqualität (= enrichment), Erweiterung der eigenen Möglichkeiten bzw. Kompetenzen (= enlargement) und Erhöhung der eigenen Fähigkeiten, sich selbst zu helfen (= empowerment).

Antonovsky hat ein Nebeneinander von Pathogenese und Salutogenese in Form von Ergänzungen befürwortet (vgl. Lorenz 2004, S. 11). In diesem Sinne ist das Erkennen von Ressourcen als auch von Risikofaktoren sinnvoll (vgl. Schiffer 2004, S. 43).

3.2 Stressoren und Ressourcen

Im Alltag verbinden viele Menschen den Begriff „Stress" mit negativen Situationen. „Stress ist das Muster spezifischer und nichtspezifischer Reaktionen eines Organismus auf Ereignisse, die sein Gleichgewicht stören und seine Fähigkeit, diese zu bewältigen, stark beansprucht oder übersteigt" (Zimbardo 2004, S. 562).

Stressoren spielen im Salutogenese-Modell eine wichtige Rolle. Ob Stressoren als belastend erlebt werden oder nicht, hängt davon ab, welche Bedeutung sie für eine Person haben (vgl. Myers 2005, S. 693). Für Antonovsky ist Spannungsbewältigung eine zentrale Aufgabe: wenn diese nicht funktioniert, dann entsteht Belastung, d.h. Stress (vgl. Faltermaier et al. 1998, S. 23ff). Je besser die Bewältigungsstrategien sind, mit denen eine Person auf diese Spannungen reagiert und je mehr Ressourcen vorhanden sind, die die Bewältigung erleichtern, um so eher gelingt es ihr, den Druck, der durch die Stressoren (Reize) ausgelöst wird, auszugleichen (vgl. Antonovsky 1997, S. 16).

Allgemein gesagt, handelt es sich bei Ressourcen um Schutzfaktoren (vgl. Troschke 2003, S. 374 f). Sie puffern nicht nur Belastungen ab, sondern haben zugleich eigenständig positive Wirkung auf die Gesundheit (vgl. BMFSFJ 2001, S. 367). Nach Antonovsky hat jeder Mensch Ressourcen: individuelle oder innere (z.B. Persönlichkeit, Kompetenz, Coping-Strategien), als auch äußere wie beispielsweise soziale (z.B. Familie, soziale Netzwerke), die in allen Situationen stärkend wirken (vgl. Richter 2005, S. 15). Sie können auch im Alter die Gesundheit fördern (vgl. Lorenz 2004, S. 10). Sie existieren am Arbeitsplatz in Form von situativen bzw. aufgabenbezogen (Handlungsspielraum, Kontroll-Einflussmöglichkeit, Kooperation), sozialen (verlässliche, stabile Beziehungen) und personalen (Humor) Ressourcen (vgl. Richter 2005, S. 15). Speziell in Bezug auf Gesundheit am Arbeitsplatz ist nach Antonovsky entscheidend, dass Aufgaben zu guten Erfahrungen führen, indem sie sinnvoll, nachvollziehbar und bewältigbar sind. Durch diese Erfahrungen wird Gesundheit gestärkt. Ebensolches gilt für betriebliche Abläufe, die strukturiert und Anweisungen eindeutig sein sollten, sowie die Aufgabe machbar und sinnvoll. Dabei ist ebenso bedeutsam, dass die eigene Tätigkeit honoriert wird von den für den Mitarbeiter wichtigen Menschen (etwa dem Vorgesetzten) (vgl. baua 2004c, 6.1/2f).

Nach Antonovsky gilt:

> „Wenn andere alles für uns entscheiden – wenn sie die Aufgaben stellen, die Regeln formulieren und die Ergebnisse managen – und wir in der Angelegenheit nichts zu sagen haben, werden wir zu Objekten reduziert.
> Eine Welt, die wir somit als gleichgültig gegenüber unseren Haltungen erleben, wird schließlich eine Welt ohne Bedeutung. [...] Es ist wichtig hervorzuheben, daß [!] die Dimension nicht „Kontrolle" sondern „Partizipation an Entscheidungsprozessen" ist. Ausschlaggebend ist, daß [!] Menschen die ihnen gestellten Aufgaben gutheißen, daß [!] sie erhebliche Verantwortung für ihre Ausführung haben und daß [!] das, was sie tun oder nicht tun, sich auf das Ergebnis auswirkt" (Antonovsky 1997, S. 93f).

4. Methodik

4.1 Design

Ziel dieses Projektes war, ein möglichst umfassendes Bild der gegenwärtigen gesundheitlichen Situation in drei ausgewählten Abteilungen eines Betriebes zu erhalten. Insbesondere sollten gesundheitliche Ressourcen, jedoch auch Risikofaktoren aufgezeigt werden.

Da das Salutogenese-Modell sehr umfassend ist aufgrund der vielen Faktoren, die in die Betrachtung mit einbezogen werden, erschien ein Methodenmix sinnvoll (vgl. Faltermaier 2000, S. 193). Zudem konnten dadurch mögliche Methodenfehler ausgeglichen werden. Qualitative Forschung wurde mit quantitativer zu einem kompakten Design kombiniert. Bedingungsbezogene Methoden (Gespräche mit der Betriebsleitung/ dem Betriebsrat und schichtbegleitende Beobachtungen während der Arbeitszeit) als auch personenbezogene Befragungen (Interviews und Fragebögen) wurden genutzt. Dabei wurden außerdem zwei klassische Befragungsmöglichkeiten miteinander kombiniert: die Mitarbeiter- und Expertenbefragung. Die empirische Forschungsarbeit bestand damit aus Teilsegmenten, die zeitlich und kontextabhängig aufeinander folgend bearbeitet wurden:

1. Analyse betriebsinterner Daten,
2. Betriebspraktikum zur Beobachtung und Interviewführung von Schichtarbeitern,
3. Fragebogen-Aktion für Mitarbeiter,
4. Expertenbefragungen (Betriebsarzt, Physiotherapeut, Sozialberater),
5. begleitende Gespräche mit Betriebsleitung, Betriebsrat und Universitätsbetreuerinnen.

Zunächst wurden statistische, betriebsinterne Daten (Krankenquoten, Qualifikationen, Weiterbildungen) unter Berücksichtigung von Fehlzeiten und Unfallstatistiken nach Häufigkeiten, Alter, Schichtzugehörigkeit, Status etc. ausgewertet. Dies diente der groben Orientierung. Denselben Zweck hatte die vorangehende Literaturrecherche und Korrespondenz mit Krankenkassen (BKK, AOK, TK, IKK) und größeren Institutionen (baua, BZgA, RKI usw.).

Danach folgte ein Betriebspraktikum in 3 Abteilungen, um den Arbeitsablauf kennen zu lernen. Außerdem wurden stichprobenweise Interviews mit Mitarbeitern während ihrer Arbeitszeit geführt. So sollte der IST-Wert der Belastungen und Ressourcen aus Sicht der Arbeitnehmer erfasst werden (vgl. BMFSFJ 2001, S. 438). Im Rahmen des Betriebspraktikums vom 07.08.-05.09.2006 fanden daher qualitative Teil-Studien am

Arbeitsplatz statt: die kriterienorientierte Beobachtung und halb-standardisierte Mitarbeitergespräche. Es handelte sich um Feldforschung unter natürlichen (Arbeits-)Bedingungen (vgl. Helfferich 2005, S. 36).

Die Aussagen wurden gesammelt und kategorisiert. Die Schwerpunktthemen wurden für die anschließende Fragebogenkonzeption herausgefiltert. Passende Fragen aus ähnlichen Studien wurden ausgesucht und zu einem Fragebogen für alle drei Abteilungen zusammengestellt. Sie orientieren sich damit an bereits erprobten Fragebögen großer Institutionen, und gewährleisten die Validität. Als Matrize dienten überwiegend WidO-Befragungen (WIdO-BGF-Fragebogen) (vgl. WIdO 2005, S. 128) zum Thema „Arbeit und Gesundheit" aus den Jahren 1999 bis 2003 und SALSA Teil A (vgl. Udris et al. 2001, S. 12).

Es handelt sich hierbei um repräsentative Studien, die bundesweit in 160 überwiegend mittelständischen Unternehmen durchgeführt wurden. Insgesamt haben bei 172 Befragungen 32 055 Beschäftigte teilgenommen. Hinzu kommt, dass dabei auch aus derselben Branche Mitarbeiter befragt wurden (vgl. WIdO 2005, S. 14f).

Der Fragebogen besteht aus vier Kategorien: Person, Gesundheit, Wohlbefinden und Betriebsklima. Soziodemografische Daten über die Person aus der ersten Kategorie beinhalten freiwillige Altersangaben, die berufliche Position, die Dauer der Betriebszugehörigkeit und den Familienstand. Da einige Wochen zwischen den Praktika und der Fragebogen-Aktion lagen, wurden Ankündigungs-Flyer für die Abteilungen verteilt. Die Fragebogen-Aktion sollte die Meinung möglichst aller Mitarbeiter der drei Abteilungen erfassen.

Die Aktion fand vom 03.-13.10.2006 statt. In diesem Zeitraum war die Examenskandidatin für eventuelle Rückfragen in den Schichten ansprechbar.

Jeder Fragebogen enthielt neben der Anweisung ein Beiblatt, das über das gesamte Projekt nochmals aufklären sollte.

Die Fragebögen wurden ausgefüllt, in Briefumschläge gelegt und in eine dafür vorgesehene „Wahlurne" geworfen.

Die Auswertung der erhobenen Daten und die statistische Analyse erfolgte unter Anwendung des statistischen Softwareprogramms SPSS für Windows/Version 12.0.1 und (aus Zeitgründen) mit Excel star office 7 für Windows XP.

Die Analyse der Daten erfolgte deskriptiv:

a) Zunächst wurden Einzelergebnisse über die Einfachauswertung analysiert.

b) Bei der Kreuzauswertung wurden zwei Merkmale miteinander kombiniert.

Dabei konnten Häufigkeiten stärker hervorstechen. Einzelne Merkmale (Alter, Status, Berufsjahre) wurden gefiltert.

c) Danach fanden Abteilungsvergleiche statt.

Schließlich wurden Experten befragt, die als so genannte „freie Mitarbeiter" tätig sind, d.h. nicht täglich im Betrieb arbeiten. Ergebnisse der qualitativen und quantitativen Studien sind dabei in diese Befragungen eingeflossen.

Es handelt sich um eine Querschnittsstudie in einem Zeitrahmen von 5 Monaten (Juli bis November 2006). Anhand von Aushängen wurden die Mitarbeiter über die Beteiligung und die Ergebnisse informiert.

Die methodischen Instrumente (Interviewleitfaden, Beobachtungskriterienkatalog, standardisierter und nicht-standardisierter Fragebogen) wurden flexibel während der Studie, d.h. während des Forschungsverlaufs entwickelt.

Die einzelnen Verfahren sollten so betriebsspezifisch wie möglich sein und damit eine höherer Genauigkeit erzielen. Vorhersagen über die Mitarbeit der Beschäftigten konnten im Vorfeld nicht gemacht werden, so dass auch deswegen die Flexibilität des gesamten Studiendesigns notwendig war.

Jeder Schritt wurde sowohl mit den Universitätsbetreuerinnen als auch mit dem Betriebsrat und der Betriebsbetreuerin/Personalleitung besprochen. Auf größtmögliche Transparenz wurde während des gesamten Projektes geachtet.

4.2 Stichprobe und Rücklaufquote der Fragebögen

Zum Betrieb lässt sich zunächst sagen, dass es sich um ein erzeugendes Unternehmen in einer größeren Stadt in Niedersachsen handelt. Es ist ein Schichtbetrieb mit insgesamt 1058 Beschäftigten (= Grundgesamtheit). Davon sind 899 männlich, 159 (14 %) sind weiblich, 608 sind Angestellte und 450 Schichtarbeiter. Der Altersdurchschnitt liegt bei 40,3 Jahren. Derzeit sind lediglich 12 Mitarbeiter über 60 Jahre alt.

206 Beschäftigte aus drei verschiedenen Abteilungen waren von der Studie betroffen. Es gab eine eindeutige Überrepräsentanz an Männern im Produktionsbereich (lediglich eine Frau). Daher wurde in dieser Studie keine Unterscheidung gemacht.

206 Fragebögen wurden verteilt. 114 Beschäftigte haben an der quantitativen Befragung teilgenommen. Dies entspricht einer Rücklaufquote von insgesamt 55 %. Die genaue Verteilung zeigt, dass von 118 Fragebögen in der Produktion 60 (51 %), von 78 Fragebögen in der Logistik 46 (59 %) und in der Kantine 8 von 10 Fragebögen (80 %) ausgefüllt worden sind.

80 % (91 Personen) der Teilnehmer waren Arbeiter und 20 % Angestellte (23 Personen).

Genaue Aussagen über die Interviewteilnehmer kann nicht gemacht werden, da persönliche Daten bewusst nicht abgefragt wurden. In den Gedächtnisprotokollen wurde lediglich eine geschätzte Altersangabe zu den Interviews notiert. Zudem fanden viele Interviews in Form von Gruppendiskussionen statt, so dass Kollektivmeinungen präsentiert wurden, die nicht personengebunden sind.

Die im Folgenden dargestellten Angaben basieren auf betriebsinternen Daten der Personalabteilung.

Die Zusammensetzung der einzelnen Abteilungen sieht folgendermaßen aus (Tab. 2):

Abteilung: Anzahl Mitarbeiter	Produktion	Logistik	Kantine	Insgesamt
Arbeiter	98	55	7	160
Angestellte	20	23	3	46
Insgesamt:	**118**	**78**	**10**	**206**

Tabelle 2: Personenkollektiv

Zur Qualifikation lässt sich sagen, dass der Hauptanteil der Teilnehmer eine Ausbildung hat. Diese variiert allerdings in hohem Maße, denn viele Mitarbeiter haben eine Ausbildung, die nichts mit ihrer derzeitigen Tätigkeit zu tun hat (Tab. 3). Besonders deutlich ist dies in der Logistik. Immerhin haben alle einen Staplerführerschein.

Aus-/Fortbildung:	Abteilung Produktion	Logistik	Kantine
Anzahl der Personen ohne Ausbildung	3	3	0
Ohne Angabe	1	2	1
Anzahl der Personen mit Ausbildung	114	73	7
Davon für jetzige Arbeit passende Ausbildung	73	8	4

Tabelle 3: Qualifikation der Mitarbeiter

Daneben ist jedoch eine Vielzahl an zusätzlichen Weiterbildungsmaßnahmen zu nennen. Von 2000 bis 2006 gab es insgesamt 1297 Fortbildungen in der Produktion,

849 in der Logistik und 7 in der Kantine. Besonders viele Maßnahmen fanden 2004 statt. Da für den Betrieb das Jahr 2005 schwierig war, wurde weitaus weniger in die Fortbildung investiert.

Interessant ist bei der Logistik die Qualifikation der Schichtleiter: während in der Produktion die Schichtmeister in der Regel eine ihrem Beruf entsprechende Ausbildung haben, liegt die Ausbildung der Schichtleiter überhaupt nicht in dem Bereich ihrer jetzigen Tätigkeit (Tab. 4).[2]

Schichtmeister – Schichtleiter - Küchenleiter		
Produktion	Logistik	Kantine
ihrer Tätigkeit entsprechende Ausbildung	Ausbildung zum Gärtner, Elektroinstallateur, Gas- u. Wasserinstallateur, Tischler	Ausbildung zum Koch/ Ausbildereignungs-prüfung
Meisterfortbildung intern und extern	Schichtleiterfortbildung intern und extern	

Tabelle 4: Qualifikation der nächsten Vorgesetzten der Beschäftigten

Die Mitarbeiteranzahl der drei Abteilungen variierte durch Urlaubsvertretung bzw. Einbringschichten (besonders während der Schulferienzeit) und Krankheitsausfall leicht.

Da sowohl in der Produktion als auch in der Logistik die Beschäftigten im Schichtsystem und zum Teil an unterschiedlichen Orten gleichzeitig arbeiten, konnten nur einzelne Personen im festgelegten Zeitrahmen befragt und beobachtet werden (Stichprobenbefragung und -beobachtung).[3]

Eine Kontrastierung zwischen den einzelnen Abteilungen war möglich (vgl. Lamnek 2005, S. 239f), da sich insbesondere die Produktion/Logistik von der Kantine erheblich unterscheiden:

Produktion und Logistik sind große Abteilungen, in denen hauptsächlich Männer in Vollzeit und Schichtarbeit seit vielen Jahren tätig sind. Eine Schicht ist etwa doppelt

---

[2]Anm.: Schichtmeister der Produktion, Schichtleiter der Logistik und Küchenleiter der Kantine sind die nächsten Vorgesetzten der Arbeiter. Sie sind Angestellte.

[3]Anm.: pro Schicht 12-18 Mitarbeiter und 1 Schichtmeister bzw. -leiter

so groß wie das gesamte (weibliche) Kantinenkollektiv. Diese Beschäftigten arbeiten überwiegend in Teilzeit und seit wenigen Jahren für die „Firma X".
Die Tätigkeiten sind sehr verschieden.
Vergleichbar sind alle drei Abteilungen jedoch auch:
etwa 2/3 der Beschäftigten sind Arbeiter, 1/3 Angestellte. So gut wie alle haben eine Ausbildung, wenngleich sie nicht immer passgenau zur jetzigen Tätigkeit ist. Es gibt direkte Vorgesetzte, die anwesend sind (Schichtmeister/-leiter, Koch).

5. Ergebnisse

Eine Vielzahl an Ergebnissen konnte zusammengetragen werden. Allerdings werden an dieser Stelle lediglich die für die Fragestellung relevanten Ergebnisse verkürzt dargestellt:

Der überwiegende Anteil der Befragten ist seit vielen Jahren für den Betrieb tätig, schätzt den guten Ruf und den sicheren Arbeitsplatz. Die Mitarbeiter sind Stolz auf ihre Zugehörigkeit zum Unternehmen.

Die Beschäftigten arbeiten gerne, weil ihnen der eigene Beruf gefällt. Dies liegt teilweise daran, dass die Arbeit gut strukturiert und abwechslungsreich ist, Handlungsfreiheit besteht, Feedback gegeben wird und Weiterbildungen möglich sind.

Viele äußern allerdings auch, dass sie „aus dem Lernen raus sind" und eher wenige Erfolgserlebnisse bei der Arbeit haben.

Jüngere bemängeln das schlechte Berufsimage innerhalb und außerhalb des Betriebes.

Für die Befragten sind Zufriedenheit, Arbeitsbedingungen und genügend Schlaf ursächlich für die eigene Gesundheit.

Viele können nach der Arbeit gut entspannen. Immerhin ein Drittel hat Schwierigkeiten damit. Die Sozialberater-Befragung, Interviews und Aussagen der Betriebsbetreuerin weisen auf erhöhten Alkoholkonsum einiger Mitarbeiter hin. Daneben zeigte sich auch die Vorliebe für Roulette- oder „Zocker"-Spiele, Auto- und Motorradraserei, die zur Stresskompensation im Privatleben genutzt werden.

Insbesondere in der Logistik ist gehäuft zu vermerken, dass es einen geringen Freizeitausgleich, dafür allerdings gehäuft Frust und körperliche bzw. psychische Beschwerden gibt (vgl. Hacker 1995, S. 329f).

Insgesamt gesehen, scheint die Bewältigungsstrategie bei den meisten Mitarbeitern erfolgreich zu sein: viele sind in ihrer Freizeit sehr aktiv und suchen den Ausgleich besonders in der Natur, sei es durch Tiere, Spaziergänge, Gartenarbeit oder frische Luft (vgl. Koch/Kühn 2000, S. 36). Dies wird als Ausgleich zur Hitze und zum Lärm während der Arbeit gesehen. Offensichtlich gibt es - wie Faltermaier auch zeigen konnte - zwei verschiedene Formen des Abschaltens: einerseits die passive Entspannung, andererseits die aktive, z.B. körperliche Bewegung (vgl. Faltermaier et al. 1998, S. 145ff).

Die Beschäftigten suchen in ihrer Freizeit ein positives Gegengewicht zur Arbeit, da sie den Arbeitsplatz mit den Risiken als „nicht veränderbare Gegebenheit" einstufen. Dabei wird durch die Schichtarbeit bedingt das Privatleben nach den Arbeitsbedingungen ausgerichtet. Das Abschalten nach der Arbeit wird durchweg für sehr wichtig erachtet. Dabei spielt die Partnerin eine besondere Rolle. Gerade bei psychischen Belastungen zeigt sie Verständnis, bespricht Probleme oder organisiert gemeinsame Aktivitäten (vgl. BZgA 2006, S. 17). Die Familie bzw. Kinder helfen, *„auf andere Gedanken zu kommen"*. Diese Form von sozialer Unterstützung ist die wichtigste Ressource, die die Belastungen am Arbeitsplatz abpuffern kann (vgl. Faltermaier et al. 1998, S. 147f).

Daneben waren die Entspannungsmöglichkeiten als Reaktion auf Familien- und Arbeitsprobleme für die meisten Befragten relevant (vgl. ebd., S. 41f). Die eigene Zufriedenheit als psychosozialer Faktor spielte eine ganz wesentliche Rolle. Anzumerken ist, dass fast alle einen Ausgleich zur Arbeit haben, indem sie in ihrer Freizeit ihren Hobbys nachgehen, sich mit ihrer Familie beschäftigen bzw. entspannen. Dabei unternehmen sie eher selten im Privaten etwas mit ihren Kollegen. Dennoch fühlen sie sich von anderen Mitarbeitern akzeptiert. Insbesondere in der Produktion reden sie offen miteinander über Probleme.

Soziale Unterstützung scheint insgesamt sehr wichtig zu sein: die meisten arbeiten gerne wegen ihrer Kollegen, weil sie den gemeinsamen Humor teilen und eine optimistische Grundhaltung haben, die sich beispielsweise in der Produktion durch die positive Fehlerkultur zeigt. Zu den personalen Ressourcen zählt der verbreitete Optimismus und Humor.

Einige Schichten teilten gemeinsame Freizeitaktivitäten (Sport, Skiurlaub, Lottospiel, Feiern).

Immerhin 20 % der gesamten Befragten bespricht auf keinen Fall Schwierigkeiten mit den Kollegen. Derzeit scheinen (besonders in einigen Logistik-Schichten) Vorurteile und Unverständnis gegenüber Älteren oder Kranken vorhanden zu sein.

Als zunächst widersprüchlich erwies sich die Fragebogenaussage zum Betriebsklima: „könnte besser sein". Ähnliches findet sich bei der WidO-Befragung (vgl. WIdO 2005, S. 7ff). Im Vergleich zu den überwiegend positiven Interviewäußerungen zeigt sich jedoch, dass sich – neben schichtspezifischen Diskrepanzen – oftmals das Vorgesetztenverhalten auf die Stimmung auswirkt.

Vom Vorgesetzten wünschen sich die meisten weniger Druck und mehr Motivation. Besonders in der Produktion und der Kantine werden unklare Anweisungen und die Informationsweitergabe bemängelt. Dadurch sinkt das Engagement.

Interessant ist, dass sich das Vorgesetztenverhalten grundsätzlich sehr stark auf die Mitarbeitermotivation und infolgedessen auf die Leistung auswirkt (vgl. ebd., S. 9ff).

Besonders in der Logistik scheinen einige von innerer Kündigung betroffen zu sein: sie bleiben in einer als unangenehm empfundenen Situation, passen sich an und machen „das Nötigste" bzw. „was verlangt wird", suchen jedoch keine aktive Bewältigung der Situation.

Von Beschäftigten wurden während des Praktikums feste Regeln gewünscht, auf die Verlass ist. Erwünscht sind klare Anweisungen, wie Aufgaben erledigt werden sollen, und Teamarbeit mit dem Vorgesetzten, ohne dass er „über die Köpfe der Mitarbeiter hinweg entscheidet".

Mitarbeiter möchten menschlich gleichwertig mit dem Vorgesetzten behandelt werden, d.h. dass er einerseits an der Person interessiert ist, dass Fehler möglich sind, dass er andererseits Kompetenz vermittelt, motiviert und Vorbildfunktion hat (vgl. baua 2005b, S. 20f). Feedback wird dabei gewünscht – unabhängig davon, ob es Lob oder Tadel ist.

Auch der Informationsaustausch (von „oben nach unten" und zwischen den Abteilungen) wird insgesamt in allen Abteilungen bemängelt. Verbesserte *Arbeitsorganisation* kann positiv auf die Gesundheit einwirken, indem dadurch weniger Stress und Druck entsteht. Mangelhafte Weitergabe von Informationen führt zu Zeitverlust und ineffektivem Arbeitsablauf bzw. Betriebskosten durch Verzögerung, aber auch Druck und Stress entstehen (vgl. Koch/Kühn 2000, S. 84).

Der Arbeitsschutz, das Intranet und die vergünstigten Sportangebote werden positiv bewertet. Insgesamt wissen die Beschäftigten die Bemühungen des Betriebes zu schätzen und äußern sich positiv über die Unternehmenskultur.

36 % der Befragten fühlen sich unterfordert. Die meisten finden ihre berufliche Verantwortung genau passend, doch 21 % halten sie für zu gering. Ärgerlich ist diese Unterforderungssituation für den Betrieb, weil offensichtlich vorhandenes Potential ungenutzt bleibt.

Allerdings ist hier erwähnenswert, dass die Arbeitsplatz-Rotationen überwiegend positiv von den Mitarbeitern gewertet werden: verschiedene Aufgaben wirken der Monotonie entgegen.

Auffällig ist, dass unqualifizierte Beschäftigte stärkere gesundheitliche Beeinträchtigungen aufweisen und insgesamt unzufriedener mit ihrer Lebenssituation sind. Deutlich wird dies besonders im Vergleich der Produktion und Logistik (s. Tab. 4).

6. Fazit und Ausblick

Zusammenfassend konnten folgende Ressourcen des Betriebes bzw. der Mitarbeiter eruiert werden:

- sicherer Arbeitsplatz
- Traditionen/ Familienunternehmen/Regeln/Unternehmenskultur
- Wertschätzung
- Vorgesetzte/Führungsverhalten
- Arbeitsorganisation: Arbeitsplanung, Mitarbeitermotivation, aktive Einbindung, Informations-weitergabe, Kommunikation
- Soziales Netzwerk der Beschäftigten (Optimismus, Humor = positive Grundeinstellung)/ Betriebsklima
- Familie zur sozialen Unterstützung
- Weiterbildung
- Arbeitsbedingungen (Pausen, Arbeitssicherheit, Sportprogramme etc.).

Die Familie ist eine sehr wichtige gesundheitliche Ressource. Es lässt sich sagen, dass die soziale Unterstützung offenbar ganz wesentlich die Gesundheit der Beschäftigten beeinflusst. In diesem Sinne wird häufig der Betrieb als „zweite Familie" gesehen.

Umso wichtiger erscheint die Einbindung der Vorgesetzten in dieses betriebliche soziale Netzwerk, denn sie haben starke Wirkung auf die Zufriedenheit der Arbeiter. Gleichzeitig kann die Wertschätzung der Beschäftigten gesteigert werden, um das Selbstwertgefühl als Ressource zu fördern.

Diese Ressourcen können gestärkt bzw. gefördert werden.

In der Examensarbeit wurden beispielsweise folgende Impulse für die Ressourcenstärkung bzw. Risikofaktorminimierung gegeben:

- Stärkung der Solidarität durch gemeinsame Aktionen und Betriebsfeiern mit den Familien
- Sensibilisierung der Führungskräfte bezüglich ihrer Rolle als Vorbild durch Workshops
- Klare Regeln, die eingehalten werden bzw. Konsequenzen nach sich ziehen
- Mitarbeiter belohnen, loben
- Durch Tandems ältere und jüngere Mitarbeiter zur gemeinsamen Arbeit und gegenseitigem Verständnis führen und qualifizieren
- Vorhandene, „positive" Programme weiterhin anbieten
- Kommunikation und Austausch durch Gesundheitszirkel verbessern, Unterforderung minimieren und konkrete Maßnahmen zur Verringerung vorhandener Risikofaktoren entwickeln.

Das Examensprojekt wurde Ende 2006 erfolgreich abgeschlossen.

Die Innovation dieses Projektes liegt darin, dass sich das Bewusstsein bezüglich gesundheitlicher Fragen im Kontext betrieblicher Arbeit so sehr gewandelt hat in diesem mittelständischen Unternehmen, dass auf Basis dieses Pilotprojektes entschieden wurde, ein umfassendes Konzept zur betrieblichen Gesundheitsförderung zu realisieren. Es beinhaltet sowohl weiterhin die salutogene Sichtweise als auch Grundsätze der betrieblichen Gesundheitsförderung gemäß der Luxemburger Deklaration und basiert auf den Ergebnissen dieser Examensarbeit:

„Betriebliche Gesundheitsförderung (BGF) umfasst alle gemeinsamen Maßnahmen von Arbeitgebern, Arbeitnehmern und Gesellschaft zur Verbesserung von Gesundheit und Wohlbefinden am Arbeitsplatz. Dies kann durch eine Verknüpfung folgender Ansätze erreicht werden: Verbesserung der Arbeitsorganisation, Förderung einer aktiven Mitarbeiterbeteiligung, Stärkung persönlicher Kompetenzen" (Luxemburger Deklaration, 1997 zitiert nach ENWHP 2005, S. 8).[4]

Es geht nicht mehr ausschließlich um präventive betriebsmedizinische und sicherheitstechnische Umsetzungen, sondern um deren Verknüpfung mit Gesundheit erhaltenden Maßnahmen. Hinzu kommt der aktive Einbezug der Mitarbeiter in diese Änderungen.

---

[4] Anm.: mit der Luxemburger Deklaration von 1997 wurde zum ersten Mal die gemeinsame, europäische Bedeutung des Begriffs „betriebliche Gesundheitsförderung" geklärt.

Nach Antonovsky sollte Arbeit sinnvoll, handhabbar und verständlich sein (vgl. Antonovsky 1987, S. 16). Gemäß der gegebenen Impulse werden *Bedeutsamkeit* (die eigene Arbeit wird als ein wichtiger Teil vom Ganzen erkannt), *Handlungsspielraum* (nicht alles ist vorgeschrieben, es gibt gewisse Freiräume), *Rückmeldung* (Vorgesetzter und Kollegen sagen etwas über die Qualität der Arbeit), *Entwicklungsmöglichkeiten* (Arbeit ist eine Herausforderung, d.h. man kann etwas dazulernen), *Benutzerorientierung* (Erfahrung und Fähigkeiten reichen dafür aus) und *Ganzheitlichkeit* (planen, ausführen, steuern, kontrollieren) kombiniert (vgl. baua 2005d, S.6). In diesem Sinne soll die Arbeit positiv verändert werden.

7. Literaturangaben

- Antonovsky, Aaron: Salutogenese – Zur Entmystifizierung der Gesundheit. Dt. erweiterte Ausgabe von Alexa Franke. Tübingen 1997
- Badura, Bernhard: Gesünder älter werden – Betriebliche Personal- und Gesundheitspolitik in Zeiten demographischen Wandels. In: Badura, Bernhard/Schellschmidt, Henner/Vetter, Christian (Hrsg.): Fehlzeiten-Report 2002 – Zahlen, Daten, Analysen aus allen Branchen der Wirtschaft. Demographischer Wandel – Herausforderung für die betriebliche Personal- und Gesundheitspolitik. Berlin u.a. 2003, S. 33-42
- Badura, Bernhard/Strodtholz, Petra: Soziologische Grundlagen der Gesundheitswissenschaften. In: Hurrelmann, Klaus/Laaser, Ulrich: Gesundheitswissenschaften. 3. Aufl., Weinheim/München 2003, S. 145-174
- Baillod, Jürg: Schicht- und Nachtarbeit. In: Baillod, Jürg/Holenweger, Toni/Ley, Katharina/Saxenhofer, Peter: Handbuch Arbeitszeit – Perspektiven – Probleme – Praxisbeispiele. 2. Aufl., Zürich 1993, S. 199-209
- baua (Hrsg.): Wenn aus Kollegen Feinde werden... - Der Ratgeber zum Umgang mit Mobbing. 5. Aufl., Dortmund 2005a
- baua (Hrsg.): Mitarbeiterorientiertes Führen und soziale Unterstützung am Arbeitsplatz. 3. Aufl., Dortmund 2005b
- baua (Hrsg.): Leitfaden zur Einführung und Gestaltung von Nacht- und Schichtarbeit. 9. Aufl., Dortmund/Berlin 2005c
- baua (Hrsg.): Mit Erfahrung die Zukunft meistern! Altern und Ältere in der Arbeitswelt. 2. Aufl., Dortmund 2004a
- baua (Hrsg.): Mit Sicherheit mehr Gewinn – Wirtschaftlichkeit von Gesundheit und Sicherheit bei der Arbeit. 2. Aufl., Dortmund 2004b
- baua (Hrsg.): Leitfaden zur erfolgreichen Durchführung von Gesundheitsförderungsmaßnahmen im Betrieb – Schwerpunkt: Muskel-Skelett- Erkrankungen. Dortmund/Berlin/Dresden 2004c
- BMFSFJ (Bundesministerium für Familie, Senioren, Frauen und Jugend) (Hrsg.): Bericht zur gesundheitlichen Situation von Frauen in Deutschland – Eine Bestandsaufnahme unter Berücksichtigung der unterschiedlichen Entwicklung in West- und Ostdeutschland. Schriftenreihe Band 209, 1. Aufl., Berlin 2001
- BMG (Hrsg.): Statistisches Taschenbuch – Gesundheit. Berlin 2005

- Buck, Hartmut: Alterung der Gesellschaft – Dilemma und Herausforderung. In: Badura, Bernhard/Schellschmidt, Henner/Vetter, Christian (Hrsg.): Fehlzeiten-Report 2002 – Zahlen, Daten, Analysen aus allen Branchen der Wirtschaft. Demographischer Wandel – Herausforderung für die betriebliche Personal- und Gesundheitspolitik. Berlin u.a. 2003, S. 1-13
- BZgA (Bundeszentrale für gesundheitliche Aufklärung) (Hrsg.): MÄNNER LEBEN – Studie zu Lebensläufen und Familienplanung – Vertiefungsbericht. Bd. 27, Forschung und Praxis der Sexualauklärung und Familienplanung. Köln 2006
- BZgA (Hrsg.): Was erhält Menschen gesund? - Antonovskys Modell der Salutogenese – Diskussionsstand und Stellenwert, Band 6. Köln 2001
- Ende, Michael: Momo oder Die seltsame Geschichte von den Zeit-Dieben und von dem Kind, das den Menschen die gestohlene Zeit zurückbrachte. Stuttgart 1973
- ENWHP (Europäisches Netzwerk für Betriebliche Gesundheitsförderung) (Hrsg.): Gesunde Mitarbeiter in gesunden Organisationen - Für eine nachhaltige soziale und wirtschaftliche Entwicklung in Europa. Essen 2005
- Faltermaier, Toni: Die Salutogenese als Forschungsprogramm und Praxisperspektive. Anmerkungen zu Stand, Problemen und Entwicklungschancen. In: Wylder, Hans/Kolip, Petra/Abel, Thomas (Hrsg.): Salutogenese und Kohärenzgefühl – Grundlagen, Empirie und Praxis eines gesundheitswissenschaftlichen Konzepts. Weinheim/München 2000, S. 185-196
- Faltermaier, Toni/Kühnlein, Irene/Burda-Viering, Martina: Gesundheit im Alltag – Laienkompetenz in Gesundheitshandeln und Gesundheitsförderung. Weinheim/München 1998
- Gesundheitsberichterstattung des Bundes: Gesundheit in Deutschland, Heft 30. Berlin 2006
- Hacker, Winfried: Monotonie. In: Greif, Siegfried/Holling, Heinz/Nicholson, Nigel (Hrsg.): Arbeits- und Organisationspsychologie – Internationales Handbuch in Schlüsselbegriffen. 2. Aufl., Weinheim 1995, S. 329-332
- Haisch, Jochen: Gesundheit und Prävention. In: Auhagen, Ann Elisabeth/Bierhoff, Hans-Werner (Hrsg.): Angewandte Sozialpsychologie – Das Praxishandbuch.1. Aufl., Berlin 2003, S. 533-555
- Helfferich, Cornelia: Die Qualität qualitativer Daten – Manual für die Durchführung qualitativer Daten. 2. Aufl., Wiesbaden 2005

- Hurrelmann, Klaus/Laaser, Ulrich: Entwicklung und Perspektiven der Gesundheitswissenschaften. In: Hurrelmann, Klaus/Laaser, Ulrich: Gesundheitswissenschaften. 3. Aufl. Weinheim/München 2003, S.17-45
- inqa (Initiative neue Qualität der Arbeit des Bundesministeriums für Wirtschaft und Arbeit): Mehr Ältere in Beschäftigung - Wie Finnland auf den demographischen Wandel reagiert. Aus dem Abschlussbericht des Finnischen Nationalprogramms ›Älter werdende Arbeitnehmer‹. Dortmund/ Dresden 2005
- Kleinbeck, Uwe: Management und Motivation. In: Auhagen, Ann Elisabeth/Bierhoff, Hans-Werner (Hrsg.): Angewandte Sozialpsychologie – Das Praxishandbuch. 1. Aufl., Berlin 2003, S. 318-333
- Koch, Axel/Kühn, Stefan: Ausgepowert? Hilfen bei Burnout, Stress, innerer Kündigung. Offenbach 2000
- Kuhn, Karl: Programme und Strategien zur Förderung älterer Arbeitnehmer in Europa. In: Badura, Bernhard/Schellschmidt, Henner/Vetter, Christian (Hrsg.): Fehlzeiten-Report 2002 – Zahlen, Daten, Analysen aus allen Branchen der Wirtschaft. Demographischer Wandel – Herausforderung für die betriebliche Personal- und Gesundheitspolitik. Berlin u.a. 2003. S. 73-83
- Küsgens, Ingrid/Rossiyskaya, Natascha/Vetter, Christian: Krankheitsbedingte Fehlzeiten in der deutschen Wirtschaft. In: Badura, Bernhard/Schellschmidt, Henner/Vetter, Christian (Hrsg.): Fehlzeiten-Report 2002 Zahlen, Daten, Analysen aus allen Branchen der Wirtschaft. Demographischer Wandel – Herausforderung für die betriebliche Personal- und Gesundheits-politik. Berlin u.a. 2003. S. 233-463
- Lamnek, Siegfried: Qualitative Sozialforschung. 4. Aufl., Weinheim/Basel 2005
- Lorenz, Rüdiger: Salutogenese – Grundwissen für Psychologen, Mediziner, Gesundheits- und Pflegewissenschaftler. München 2004
- Maintz, Gunda: Leistungsfähigkeit älterer Arbeitnehmer – Abschied vom Defizitmodell. In: Badura, Bernhard/Schellschmidt, Henner/Vetter, Christian (Hrsg.): Fehlzeiten-Report 2002 – Zahlen, Daten, Analysen aus allen Branchen der Wirtschaft. Demographischer Wandel – Herausforderung für die betriebliche Personal- und Gesundheitspolitik. Berlin u.a. 2003, S. 43-55
- Maintz, Gunda: Neue Arbeitsformen und älterwerdende Beschäftigte: ein Gegensatz?. In: Sicherheitsingenieur 8/2000, S. 34-38
- Marstedt, Gerd/Müller, Rainer: Daten und Fakten zur Erwerbsbeteiligung Älterer. In: Badura, Bernhard/Schellschmidt, Henner/Vetter, Christian (Hrsg.): Fehlzeiten-

Report 2002 – Zahlen, Daten, Analysen aus allen Branchen der Wirtschaft. Demographischer Wandel – Herausforderung für die betriebliche Personal- und Gesundheitspolitik. Berlin u.a. 2003, S. 15-32
- Myers, David G.: Psychologie. Heidelberg 2005
- Nachreiner, Friedhelm/Volger, Antje/Meijman, Theo/Vreis-Griever, de Adrie: Schichtarbeit. In: Greif, Siegfried/Holling, Heinz/Nicholson, Nigel (Hrsg.): Arbeits- und Organisationspsychologie – Internationales Handbuch in Schlüsselbegriffen. 2. Aufl., Weinheim 1995, S. 407-411
- Noack, Richard Horst: Salutogenese: Ein neues Paradigma in der Medizin? 88-105. In: Bartsch, Hans Helge/Bengel, Jürgen (Hrsg.): Salutogenese in der Onkologie. Basel 1997
- Pschyrembel: Klinisches Wörterbuch. 259. Aufl., Berlin/New York 2002
- Richter, Gabriele: Psychologische Bewertung von Arbeitsbedingungen. Screening für Arbeitsplatzinhaber. BASA. Weiterentwicklung, Validierung und Software. Forschung/Projekt F1645/ F2166. Dortmund/Berlin/ Dresden 2005
- Schiffer, Eckhard: Wie Gesundheit entsteht. Salutogenese: Schatzsuche statt Fehlerfahndung. Weinheim/Basel 2004
- Statistisches Bundesamt (Hrsg.): Bevölkerung Deutschlands bis 2050. 11. koordinierte Bevölkerungsvorausberechnung. Presseexemplar. Wiesbaden 2006a
- Statistisches Bundesamt (Hrsg.): Im Jahr 2050 doppelt so viele 60-Jährige wie Neugeborene - Pressemitteilung vom 07.11.2006. Wiesbaden 2006b
- Troschke, Jürgen Frhr. v.: Gesundheits- und Krankheitsverhalten. In: Hurrelmann, Klaus/ Laaser, Ulrich: Gesundheitswissenschaften. 3. Aufl., Weinheim/München 2003, S. 371-394
- Udris, Ivars/Rimann, Martin/IfAP (Hrsg.): SALSA - Fragebogen zur persönlichen Situation im Beruf und Betrieb. Zürich 2001
- Udris, Ivars: Soziale Unterstützung. In: Greif, Siegfried/Holling,
- Heinz/Nicholson, Nigel (Hrsg.): Arbeits- und Organisationspsychologie – Internationales Handbuch in Schlüsselbegriffen. 2. Aufl., Weinheim 1995, S. 421-425
- WIdO (Wissenschaftliches Institut der AOK) (Hrsg.): Arbeit und Gesundheit Ergebnisse aus Mitarbeiterbefragungen in mehr als 150 Betrieben. Bonn 2005
- Zimbardo, Philip G./ Gerring, Richard J.: Psychologie. 16. Aufl., Berlin/Heidelberg/New York 2004

Und er [Beppo] tat seine Arbeit gern und gründlich. Er wusste, es war eine sehr notwendige Arbeit. [...] Wenn er so die Straßen kehrte, tat er es langsam, aber stetig [...]. Während er sich so dahin bewegte [!], vor sich die schmutzige Straße und hinter sich die saubere, kamen ihm oft große Gedanken. [...] „Es ist so: Manchmal hat man eine sehr lange Straße vor sich. Man denkt, die ist so schrecklich lang; das kann man niemals schaffen, denkt man. [...] Und dann fängt man an, sich zu eilen. Und man eilt immer mehr. Jedes mal, wenn man aufblickt, sieht man, daß [!] es gar nicht weniger wird, was noch vor einem liegt. Und man strengt sich noch mehr an, man kriegt es mit der Angst, und zum Schluss ist man ganz aus der Puste und kann nicht mehr. [...] Man darf nie an die ganze Straße auf einmal denken [..]. Man muß [!] nur an den nächsten Schritt denken [...]. Dann macht es Freude; das ist wichtig, dann macht man seine Sache gut. [...] Auf einmal merkt man, daß [!] man Schritt für Schritt die ganze Straße gemacht hat. Man hat gar nicht gemerkt wie, und man ist nicht außer Puste. [...] Das ist wichtig." (Quelle: „Momo oder Die seltsame Geschichte von den Zeit-Dieben und von dem Kind, das den Menschen die gestohlene Zeit zurückbrachte", Michael Ende)